BEI GRIN MACHT SICH IHR WISSEN BEZAHLT

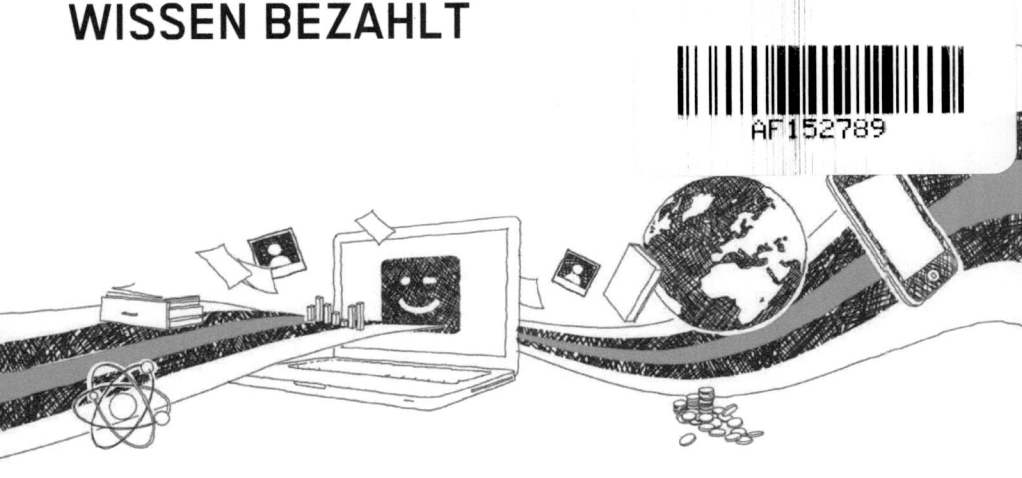

- Wir veröffentlichen Ihre Hausarbeit, Bachelor- und Masterarbeit

- Ihr eigenes eBook und Buch - weltweit in allen wichtigen Shops

- Verdienen Sie an jedem Verkauf

Jetzt bei www.GRIN.com hochladen und kostenlos publizieren

GRIN ☺

Hendrik Heitland

Spiegelneurone

GRIN Verlag

Bibliografische Information der Deutschen Nationalbibliothek:

Die Deutsche Bibliothek verzeichnet diese Publikation in der Deutschen National-
bibliografie; detaillierte bibliografische Daten sind im Internet über http://dnb.d-
nb.de/ abrufbar.

Impressum:

Copyright © 2009 GRIN Verlag GmbH
Druck und Bindung: Books on Demand GmbH, Norderstedt Germany
ISBN: 978-3-640-32105-6

Dieses Buch bei GRIN:

http://www.grin.com/de/e-book/126270/spiegelneurone

GRIN - Your knowledge has value

Der GRIN Verlag publiziert seit 1998 wissenschaftliche Arbeiten von Studenten, Hochschullehrern und anderen Akademikern als eBook und gedrucktes Buch. Die Verlagswebsite www.grin.com ist die ideale Plattform zur Veröffentlichung von Hausarbeiten, Abschlussarbeiten, wissenschaftlichen Aufsätzen, Dissertationen und Fachbüchern.

Besuchen Sie uns im Internet:

http://www.grin.com/

http://www.facebook.com/grincom

http://www.twitter.com/grin_com

Universität Bremen

Modul 65: Kommunikation und Wahrnehmung

Wintersemester 2008/2009

Studiengang: B.A. Public Health / Gesundheitswissenschaften

Spiegelneurone

Autor:

Hendrik Heitland

5. Fachsemester

INHALTSVERZEICHNIS

1. Einleitung

Wie kommt es zustande, dass man sich in andere Menschen hineinversetzen kann und dazu in der Lage ist, z.B. deren jeweilige Stimmungslage zu deuten oder diese sogar emphatisch mitzufühlen? Zwar waren die Rahmenbedingungen dieses Phänomens bereits psychologisch erarbeitet worden, jedoch konnten die neurophysiologischen Zusammenhänge bislang nicht begründet werden. Erst die – häufig als Zufall beschriebene – Entdeckung der Spiegelneurone durch Giacomo Rizzolatti in den 1990er Jahren brachte auch eine biologische Erklärung für die Grundlagen des Mitgefühls. Hieraus ergibt sich die Fragestellung, ob durch spiegelnde Nervenzellen tatsächlich das Geheimnis der Empathie gelüftet wurde, oder ob es noch andere Faktoren für das zwischenmenschliche Einfühlen gibt.

Um diese Frage zu klären, wird unter Punkt 2 zunächst ein Überblick über die Historie der Entdeckung der Spiegelneurone durch Rizzolatti, mitsamt einem Beispiel ihrer psychologischen Grundlagen nach Sigmund Freud, sowie Theorien über deren Bedeutung gegeben. Hierbei wird durch eine Zusammenfassung der beobachteten Funktionsweisen auch schon eine erste Definition der Spiegelnervenzellen beschrieben.

Unter Punkt 3 wird die Funktion der Spiegelneurone bei Affen anhand von Beispielexperimenten ausführlicher dargestellt und dabei u.a. die Grundvoraussetzungen für ihre Reaktionen oder ihr weites Wahrnehmungsfeld erläutert. Dies leitet zu Punkt 3.1 über, in dem der Unterschied der Funktionsweisen bei Affen und dem Menschen deutlich wird: die Fähigkeit zu Empathie und Mitgefühl. Neben der Darstellung der menschlichen spiegelneuronalen Arbeit, sowie dessen Auswirkungen, wird zudem auf pathogene Faktoren, die hieraus entstehen können, eingegangen und durch Vorstellung von Experimenten untermauert. In Punkt 3 2 werden drei Beispiele für die Anwendungsbereiche gegeben, in denen die Bedeutung der Spiegelnervenzellen für das jeweilige Feld deutlich gemacht wird. So werden hier u.a. auch gesundheitsfördernde Ressourcen durch spiegelnde Neuronen, wie es z.B. bei Schlaganfallpatienten der Fall ist, beschrieben.

Unter Punkt 4 wird ein abschließendes Fazit gezogen und die bisherigen Ausführungen diskutiert.

2. Die Historie der Spiegelneurone

Schon seit geraumer Zeit wird erforscht, wie sich die Empathie, Wahrnehmung und Kommunikation beim Menschen entwickelt. Bereits Ende des 19. Jahrhunderts kam der österreichische Psychoanalytiker Sigmund Freud zu der Erkenntnis, dass Patienten Informationen aussenden, die sich aus deren Ängsten, Erwartungen, Wünschen und Bedürfnissen ableiten. Diese werden jedoch nicht mittels der Sprache kommuniziert, sondern äußern sich unbewusst durch bestimmte Zeichen, wie z.B. Stimme, Blicke, Körpersprache, Betonungen, Gesten, etc. *„Freud erkannte, dass die in diesen Zeichen enthaltenen Botschaften des Patienten die Tendenz haben, den Kontakt zwischen Patient und Therapeut in einer für den einzelnen Patienten spezifischen Weise zu gestalten, wobei der Therapeut vom Patienten, ohne dass es Letzterem bewusst ist, eine bestimmte Rolle übertragen bekommt. Freud bezeichnete die Gesamtheit der vom Patienten in Richtung Therapeut ausgesandten Signale, die an den Therapeuten adressierten Gefühle einschließlich der sich daraus ergebenden diskreten Inszenierungen, als „Übertragung".* Diese Übertragung muss nun jedoch zunächst auch empfangen werden, um in den Therapieprozess einzufließen. Nach Freud bedarf es hierfür nicht nur eines intellektuellen Verständnisses seitens des Therapeuten, um die Semantik des zur Sprache gebrachten zu analysieren, sondern vor allem die Fähigkeit zur Empathie, um die Zeichen des Patienten erkennen zu können. Diese Empathie hat zum Zweck, sich in den Patienten einzufühlen, um die unbewussten Zeichen zu empfangen und zu deuten. Durch das Mitgefühl wird das Unbewusste der Zeichen also wieder bewusst gemacht.

Freud entwickelte hierfür die Allegorie des Therapeuten als „Receiver", nach der der Therapeut *„(...) dem gebenden Unbewussten des Kranken sein eigenes Unbewusstes als empfangendes Organ zuwenden [soll], sich auf den Analysierten einstellen wie der Receiver des Telefons zum Teller eingestellt ist. Wie der Receiver die von Schallwellen angeregten elektrischen Schwankungen der Leitung wieder in Schallwellen verwandelt, so ist das Unbewusste des Arztes befähigt, aus den ihm mitgeteilten Abkömmlingen des Unbewussten dieses Unbewusste, welches die Einfälle des Kranken determiniert hat, wiederherzustellen."* Der Analysierende muss also im Sinne eines Receivers dazu in der Lage sein, in sich eine Resonanz zuzulassen, um die vom Patienten ausgehenden Informationen wahrzunehmen.

Damit nahm Freud zukünftige Erkenntnisse neurobiologischer Verfahren vorweg, nach denen Netzwerke von Nervenzellen im Gehirn nicht nur dann aktiv werden, wenn die eigene Person fühlt oder handelt bzw. Handlungen plant, sondern auch dann, wenn diese Vorgänge bei anderen Personen miterlebt werden. *„Nervenzellen, die nicht nur am eigenen Erleben und Handeln beteiligt sind, sondern die zugleich im Sinne einer Resonanz aktiv werden und dem Beobachter so anzeigen können, was im anderen vor sich geht, werden als „Spiegelneurone" bezeichnet."* [1]

Im Jahre 1996 führte eine kleine Gruppe Neurophysiologen unter der Leitung von Giacomo Rizzolatti an der norditalienischen Universität Parma Experimente an Makakenaffen durch, um die Koordination der Planung und Ausführung zielgerichteter Handlungen im Gehirn zu untersuchen. Es war bereits bekannt, dass für die Planung einer Aktion handlungssteuernde Nervenzellen im prämotorischen Cortex des Gehirns verantwortlich sind, während die Bewegungsneuronen im benachbarten motorischen Cortex die Kontrolle über die Muskelsteuerung haben. Versuche zu Handlungsabläufen hatten zwar gezeigt, dass die Handlungsneurone ihre Signale immer ca. 100 bis 200 Millisekunden vor den Bewegungsneuronen abfeuerten, dies allerdings oftmals auch taten, ohne dass die Bewegungsneurone aktiv wurden. Um dieses Phänomen zu untersuchen, schlossen Rizzolattis Mitarbeiter feine Messfühler an die Handlungsneurone mehrerer Makaken an, wodurch genau festgestellt werden konnte, welche spezifischen Nervenzellen bei der Ausführung verschiedener Handlungen ihre Signale abfeuerten. *„Zum Star in diesem Ensemble von verkabelten Zellen wurde eine handlungssteuernde Nervenzelle (...), die immer dann – und nur dann – feuerte, wenn der Affe mit seiner Hand nach einer Erdnuss griff, die auf einem Tablett lag. Genau dafür, und für nichts sonst, hatte diese Zelle den Plan. Weder beim alleinigen Anblick der Nuss noch bei einer sonstigen Greifbewegung der Hand, also ohne Nuss, ging von dieser Zelle irgendeine Aktivität aus."*

Daraufhin geschah jedoch etwas Unerwartetes: Auch als ein Mitarbeiter nach der Nuss griff, schlug das Messgerät aus. Die Zelle feuerte also auch dann ihre Signale ab, wenn der Affe nur beobachtete, wie nach der Nuss gegriffen wurde, was bei den Forschern zu der Erkenntnis führte, dass eine neurobiologische Resonanz existieren

---

[1] vgl. Bauer/Kächele, 2006, S. 36 f

4

muss. Allein durch die Beobachtung einer fremdvollzogenen Handlung wird beim Beobachter dasselbe neurobiologische Programm abgerufen, das ihn die betrachtete Handlung selbst ausführen lassen könnte. Zudem konnten die Forscher bei den Makaken nachweisen, dass bereits ein handlungstypisches Geräusch ausreicht, um eine Resonanz bei den jeweiligen Handlungsneuronen zu erreichen, während es beim Menschen sogar schon genügt, nur von einer Handlung zu sprechen, um die entsprechenden handlungssteuernden Nervenzellen zu aktivieren. Aufgrund dieser spiegelnden Aktivitäten bezeichnete Giacomo Rizzolatti solche Nervenzellen als „Spiegelneurone". [2]

Dieses Phänomen veranlasste viele Wissenschaftler sogar dazu, Theorien zur Bedeutsamkeit der Spiegelneurone für die menschliche Entstehungsgeschichte aufzustellen. So verglich z.B. der indische Neurophysiologe Vilayanur Ramachandran in einem Aufsatz die Rolle, die die Entdeckung der Spiegelneure für die Psychologie spielt, sogar mit der der Entschlüsselung der DNA für die Biologie. Demnach „(...) verdanken wir vielleicht auch die sprunghafte Entwicklung der menschlichen Kultur vor rund 40 000 Jahren den Spiegelzellen. Sobald jemand etwas erfand, ahmten andere ihn nach und die Erfindung verbreitete sich wie ein Lauffeuer." Laut Giacomo Rizzolatti können die Spiegelneurone sogar für die Entwicklung der Sprache verantwortlich gewesen sein, indem die Mundbewegungen eines anderen Homo Sapiens imitiert und somit signalisiert wurde, dass der Sinn verstanden wurde. Durch die Ergänzung von Lauten entwickelte sich aus diesen Mundbewegung schließlich die Sprache. Endgültig beweisen lassen sich solche Theorien jedoch wahrscheinlich nicht. [3]

3. Die Funktion der Spiegelneurone

Die von Giacomo Rizzolatti und seinem Team entdeckte Aktivität der Spiegelneurone bei Makakenaffen warf die Frage nach deren funktioneller Bedeutung auf. „Bei flüchtiger Prüfung könnte man vermuten, ihre Aktivierung bei Beobachtung von Handlungen, die ein anderer (in unserem Fall der Experimentator) ausführt, beruhe auf unspezifischen Faktoren, wie der Aufmerksamkeit oder dem Warten auf Futter, oder in ihr äußere sich eine Handlungsbereitschaft, die es dem Tier erlaubt, auf Gesten, die es sieht, möglichst rasch zu antworten und sich auf diese Weise gegen

---

[2] vgl. Bauer, 2008, S. 20 f
[3] vgl. Gaschler, 2006, S. 29

eventuelle Konkurrenten durchzusetzen." Beide Thesen wurden jedoch widerlegt, als ein weiterer Versuch zeigte, dass die Reaktion der Spiegelneurone in keinem Zusammenhang zu der Verhaltensweise des Tieres in Bezug auf eine Futtererwartung oder sonstige Belohnung seitens des Forschers steht. So zeigte das Messgerät sowohl in den Testsituationen, in denen ein Affe beobachtete, wie ein anderer Affe oder der Experimentator nach der Nuss greift, als auch zu dem Zeitpunkt, als das Tier selbst nach der Nuss greifen konnte, eine nahezu kongruente Entladungssequenz der Spiegelnervenzellen an. Also obwohl der Affe in keiner dieser Versuchsausführungen die Nuss erreichen konnte oder hinterher eine Belohnung bekam, stimmten die Messergebnisse weitestgehend überein. Hierdurch konnte auch die Hypothese der Aktivierung von Spiegelneuronen zur Handlungsvorbereitung entkräftet werden, da die Zellen auch feuerten, als das Tier die Nuss gar nicht erreichen konnte und somit überhaupt keinen Beweggrund zur Planung einer Handlung gehabt hätte. *„Außerdem dürfen wir nicht vergessen, daß die Spiegelneurone sich in keinem Fall aktivierten, wenn das Futter dem Affen in Reichweite dargeboten wurde. Hinge ihre Reaktion tatsächlich mit der Vorbereitung der Handlung zusammen, hätten sie in jener Phase Aktivität zeigen müssen, die der tatsächlichen Ausführung der Bewegung durch den Affen vorausging.*" [4]

Interessant ist zudem, dass bei den vom Affen beobachteten Handlungen ein biologischer Effektor, wie z.B. eine Hand oder der Mund etc. für die Aktion am Gegenstand eingesetzt werden musste, um die Spiegelneuronen anzuregen. Hierbei sind unterschiedliche visuelle Stimuli zwar irrelevant – sowohl menschliche, als auch tierische Hände hatten bei der Ausführung der gleichen Handlung dieselbe Wirkung beim Messgerät erzeugt – jedoch hatte sich gezeigt, dass bei der Ausführung der Aktion mithilfe eines Werkzeuges, die Zellen nicht aktiv wurden. Es wurde nun langsam offensichtlich, dass sich die Funktion der Spiegelneurone auf die Ausführung der Handlung eines anderen Lebewesens bezieht, was zudem dadurch deutlich wurde, dass auch die Art des Zielobjektes keinen Einfluss auf die Aktivitäten der Spiegelnervenzellen hatte. *„Ob Futter oder geometrische Körper ergriffen werden spielt für die Spiegelneurone offensichtlich keine Rolle. (…) Des Weiteren bleibt die neuronale Antwort unverändert trotz sich ändernder Objekt- oder Hand-Grösse bei Nähe versus grösserer Entfernung und ist unabhängig von der Belohnung. Selbst bei*

---

[4] vgl. Rizzolatti/Sinigaglia, 2008, S. 102 ff

hohem Verstärkungswert des Objektes bleibt die Antwortintensität gleich, ohne Unterschied, ob das Futter für den Affen selbst oder für einen anderen Affen bestimmt ist." [5]

Dass die Spiegelneuronen aber nicht nur die Handlung erfassen, sondern zudem auch noch die Intention der ausgeführten Aktion ermitteln kann, indem die Ausführung als bestimmte Art von Handlung identifiziert wird, zeigten weitergehende Experimente. So existieren z.b. Spiegelneurone, die dazu in der Lage sind, allein schon die beobachtete Blickrichtung eines anderen mit der geplanten auszuführenden Handlung in Verbindung zu bringen. Diese Nervenzellen feuern also nur, sobald der Experimentator bei der Interaktion mit einem Objekt auch seinen Blick auf selbiges richtet. Dieser Zusammenhang ist somit auch ein wichtiger Erfahrungswert in der Entwicklung eines Menschen, da z.b. schon von frühester Kindheit an gelernt wird, dass man durch die Fokussierung seines Blickes auf ein Objekt, eine bessere Erfolgsaussicht darauf hat, dieses auch zu erreichen. *„Wann immer wir sehen, dass jemand einen solchen Akt ausführt, tritt unser motorisches System gewissermaßen in ‚Resonanz', so dass wir den Aufmerksamkeitsaspekt der beobachteten Bewegungen erkennen und ihren Handlungstypus verstehen können. Erkennen wir dagegen eine Diskrepanz zwischen der Richtung der Hand, die sich dem Objekt nähert, und der Richtung des Blickes, bleiben die gesehenen Bewegungen für uns uneindeutig."* Hieraus ergibt sich, dass die primäre Grundvoraussetzung für das Verstehen von Handlungen anderer das Vorhandensein eines eigenen motorischen Wissens über die Ausführung derselben Handlung ist. [6]

Dies konnte auch durch ein Experiment bewiesen werden, in dem die Forscher vier verschiedene Beobachtungssituationen für den Affen herstellten. In der ersten Situation griff der Experimentator nach einem Objekt, wobei das Tier die komplette Aktion mitverfolgen konnte. Die zweite Situation war genauso aufgebaut wie die erste, mit dem Unterschied dass dem Affen nun die Sicht auf das Objekt durch einen undurchsichtigen Schirm verdeckt wurde. Der Makake wusste nun also, dass hinter dem Schirm ein Objekt liegt, konnte die Schlussphase der Handlung – also die Interaktion der Hand mit dem Objekt – aber nun nicht mehr sehen. In beiden Situationen zeigte das Messgerät jedoch kongruente spiegelneuronale Aktivitäten an,

---

[5] vgl. Wenkeler, 2008, S. 3 f
[6] vgl. Rizzolatti/Sinigaglia, 2008, S. 107 ff

wodurch deutlich wurde dass die fehlende Sicht des Tieres in der Schlussphase der Handlung keinen Einfluss auf die Aktivierung der Spiegelneurone hat. Da diese zudem nicht auch schon feuerten, als dem Affen das Objekt gezeigt wurde, konnte hierdurch ausgeschlossen werden, dass die Funktion der Spiegelnervenzellen objektbezogen ist und dazu diene, sich dieses Objekt einzuprägen. *„Vielmehr deutet das Verhalten des Neurons darauf hin, dass es denselben potentiellen motorischen Akt sowohl dann aufruft, wenn der Affe die gesamte Handlung beobachtet, als auch, wenn er nur einen Teil davon sieht – und es ist gerade dieser potentielle motorische Akt (...), die es dem Tier erlaubt, den fehlenden Teil zu integrieren und in der partiellen Bewegungsfolge, die es gesehen hat, die Gesamtbedeutung einer Handlung zu erkennen."* [7]

Durch die Entdeckung der audio-visuellen Spiegelneurone konnte zudem bewiesen werden, dass das Verständnis von Handlungen nicht nur auf das reine Beobachten, also dem Sehen der Handlung, beruht, sondern auch durch z.B. einen Klang signalisiert werden kann. Aufgrund der Geräusche, die eine Aktion erzeugt, werden diese als handlungstypisch identifiziert und erzeugen so eine Reaktion der Spiegelneuronen, sobald ein solch spezifischer Klang gehört wird. Auch ohne visuelle Anreize können Handlungen hierdurch verstanden werden. *„Somit sorgen die Spiegelneurone für eine direkte interne Erfahrung, in dem sie visuelle [oder audio-visuelle] Information in Wissen transformieren um es dann auf motorische Art und Weise zu reproduzieren, und bilden daher die Basis für das Handlungsverständnis."* [8]

3.1 Spiegelneurone beim Menschen

Nach der Entdeckung der Spiegelnervenzellen bei Makakenaffen, konnten diese mithilfe zahlreicher Untersuchungen auch beim Menschen nachgewiesen werden. Durch die in den Tierstudien erforschten Funktionen und Eigenschaften der Spiegelneurone, erhofften sich die Wissenschaftler nun eine Antwort auf die Frage nach der Entstehung von Empathie, Mitgefühl und Intuition beim Menschen. So konnte aufgezeigt werden, dass die grundlegende Eigenschaft der Spiegelnervenzellen bei Mensch und Tier identisch ist: Bei beiden kommt es zu einer Reaktion der Neurone, sobald beobachtet wird, wie ein anderer eine Handlung

---

[7] vgl. Rizzolatti/Sinigaglia, 2008, S. 111 f
[8] vgl. Wenkeler, 2008, S. 5

ausführt. Im Gegensatz zum Affen reicht beim Menschen hierfür jedoch auch schon die Andeutung auf den Ausgang der Aktion aus. *„Daher vermitteln Spiegelzellen dem Beobachter einen schnellen, spontanen und vorausschauenden Eindruck davon, was ein anderer vorhat. Spiegelneurone fahren im miterlebenden Beobachter also nicht nur ein inneres Simulationsprogramm ab, sondern sie informieren ihn auch über den wahrscheinlichen Ausgang einer Handlungssequenz. Spiegelzellen ermöglichen uns, das Handeln eines anderen Menschen intuitiv und ohne langes Nachdenken zu verstehen."* [9]

Der Beitrag der Spiegelneurone zum empathischen Empfinden wurde auch bereits in Experimenten am Menschen nachgewiesen. Eine Gruppe Wissenschaftler um die deutsche Neurobiologin Tania Singer untersuchte an einem Londoner Forschungsinstitut mittels der funktionellen Kernspintomografie, welche Schmerzzentren sich im Gehirn von Probandinnen aktivieren, sobald diesen – ein vorher verabredeter – Schmerz an der Hand zugefügt wird. Das Schmerzerleben am eigenen Körper regte daraufhin bestimmte Hirnzentren an, die zusammen als „Schmerzmatrix" definiert wurden. Fügten die Wissenschaftler nun jedoch ihren Lebenspartnern denselben Schmerz zu, während die Frauen dies mittels Videoübertragung in der Kernspinröhre beobachteten, so aktivierten sich ebenso Teile ihrer eigenen Schmerzmatrix. *„Nervenzellnetzwerke (...) hatten in den Probandinnen also eine innere Schmerzerfahrung simuliert, obwohl ihnen objektiv kein Schmerz zugefügt worden war. Was Tania Singer 2004 im Fachjournal ‚Science' publizierte, war ein Hinweis auf Nervenzellnetzwerke, die sich als neurobiologische Korrelate für Mitgefühl und Empathie herausstellten."* [10]

Diese Fähigkeit zur Empathie muss allerdings zunächst erlernt werden, obwohl jedes menschliche Gehirn von Geburt an über Spiegelneurone verfügt. Finden die Spiegelzellen keine Anwendung, verlieren sie ihre Funktionsfähigkeit, weswegen der Mensch schon im Säuglingsalter von Bezugspersonen emphatisches Mitgefühl und Zuwendung erfahren muss um seine Spiegelneurone entwickeln zu können. Hierdurch sind schon Kleinkinder sehr früh dazu in der Lage, z.B. bestimmte Gesichtsausdrücke bewusst bzw. spontan zu imitieren. Auch im Erwachsenenalter werden weiterhin zumeist unbewusst Gesichtsausdrücke, Körperhaltungen, Gesten

---

[9] vgl. Bauer, 2005, S. 51
[10] vgl. Bauer/Kächele, 2006, S. 37 f

etc. der Mitmenschen imitiert. Spiegelneurone sind somit nicht nur unverzichtbar für die Identitäts- und Selbstbildung eines Menschen, sondern zudem *„(...) das neuronale Format für eine frühe, basale Form der Kommunikation und wechselseitige soziale Einstimmung, ohne die es für Säuglinge keinen Zugang zur Welt und später kein intuitives Gefühl der zwischenmenschlichen Verbundenheit geben könnte.“* [11]

Hieraus ergibt sich die Basis für die Intersubjektivität eines sozialen Kollektivs, in dem dessen Mitglieder durch gleichartiges Empfinden und Verhalten einen gemeinsamen Verständnisraum bilden. Dies ist nur möglich, wenn die Spiegelneurone alle - in dieser sozialen Gemeinschaft möglichen und akzeptierten - Typen von Handlungen und Erlebnissen erfassen, die in dem Resonanzraum des Kollektivs vorhanden sind. Dadurch kann *„(...) das, was ein Individuum empfindet oder tut, bei den anderen, unmittelbar beobachtenden Individuen zu einer spiegelnden Aktivierung ihrer neuronalen Systeme (...) [führen], so als würden sie selbst das Gleiche empfinden oder die gleiche Handlung ausführen, obwohl sie tatsächlich nur Beobachter sind. Daraus (...) ergibt sich das unmittelbare, unreflektierte Gefühl einer Art Seelenverwandtschaft: ‚Ich bin im Prinzip so wie die anderen, und andere sind im Grunde so wie ich‘.“* Aus gesundheitswissenschaftlicher Perspektive begründen sich hieraus auch pathogene Faktoren der sozialen Ausgrenzung: Dauerhaftes und beabsichtigtes Ausschließen eines Menschen aus dem ihm umgebenden sozialen Resonanzraum durch systematisches Verweigern von spiegelnden Reaktionen kann zu psychosomatischen Erkrankungen bis hin zum Tod führen. Diese Verweigerung kann sich beispielsweise im Vorenthalten körpersprachlicher Signale, wie dem Blick oder ein erwidertes Lächeln etc. äußern, bis hin zum kompletten Ignorieren dessen, auf was der Mensch seine Aufmerksamkeit richtet oder er hinweisen möchte. Somit wird keine spiegelnde Resonanz mehr erfahren und das Individuum zweifelt die soziale Zugehörigkeit und Identität an. [12]

Diverse Experimente untermauern den Zusammenhang zwischen sozialer Resonanz und der Gesundheit eines Menschen. So lies man z.B. eine im Kernspintomographen liegende Testperson zusammen mit zwei – in einem anderen Raum befindlichen -

---

[11] vgl. Bauer, 2005, S. 53
[12] vgl. Bauer, 2008, S. 105 f

Mitspielern ein Computerspiel spielen, in welchem sie sich gegenseitig Bälle zuschlagen sollten. Dies geschah zunächst auch in untereinander jeweils gleich häufiger Weise. Daraufhin änderte sich jedoch die Situation und die zwei - vorher in diese Aktion eingeweihten – Mitspieler übergingen den Probanden, indem sie sich nur noch gegenseitig den Ball zuspielten. Hierbei zeigte sich, dass durch den plötzlichen, für die Testperson unerklärlichen, Ausschluss vom Spiel Schmerzzentren im Gehirn des Probanden aktiviert wurden, was üblicherweise nur zu beobachten ist, wenn jemandem körperlicher Schmerz zugefügt wird. Extremere Varianten dieses sozialen Ausschlusses, wie es z.B. bei verfolgten Minderheiten der Fall ist, können jedoch weitaus schwerwiegendere pathogene oder sogar tödliche Auswirkungen haben. So soll bereits Kaiser Friedrich II. im 13. Jahrhundert Ammen angewiesen haben, Kinder aufzuziehen, ohne mit ihnen zu sprechen oder sich ihnen in irgendeiner sonstigen Art zuzuwenden. Hierdurch wollte er herausfinden, welche Sprache diese Kinder sprechen würden, wenn sie niemanden haben, von dem sie es auf natürliche Weise erlernen würden. In der Folge starben die Kinder aufgrund der völligen Isolation und der Abwesenheit eines sozialen Spiegelungs- und Resonanzraums. *„Als Erklärung für die massiven biologischen Effekte sozialer Isolation vermutet man extreme Alarmreaktionen, (…) mit der Folge von tödlichen Entgleisungen der Regulation von Blutzucker, Stresshormonen, Herz und Kreislauf. Dass ein emotionaler Schock bei sonst völlig herzgesunden Menschen, verursacht durch eine massive Überaktivierung des sympathischen Nervensystems, ein totales Herzversagen auslösen kann, wurde kürzlich (…) nachgewiesen."* [13]

Auch für bereits bekannte Erkrankungen, wie dem Autismus, könnte eine spiegelneuronale Funktionsstörung mitverantwortlich sein. So wurde bei autistischen Kindern z.B. beobachtet, dass diese das Lächeln ihrer Mütter nicht erwidern, während dies bei Gleichaltrigen ohne autistische Wahrnehmungsstörungen der Normalfall ist. Im Jahre 2005 wurde erwachsenen Autisten an einer kanadischen Universität Filmaufnahmen von Daumenbewegungen vorgeführt und die Wirkung im motorischen Cortex des Gehirns gemessen. Bei der gesunden Kontrollgruppe konnten Reaktionen in diesem Hirnareal beobachtet werden, bei den an Autismus erkrankten wurde jedoch keine Aktivität festgestellt. Hieraus wurde gefolgert, dass diese Gegebenheit sogar für die bei autistischen Kindern häufig beobachteten

---

[13] vgl. Bauer, 2008, S. 107 ff

geistigen Entwicklungsstörungen verantwortlich sein könne, da gerade in früher Kindheit sehr viel durch Imitation gelernt werden würde. Zwar hatte eine andere Untersuchung ergeben, dass auch autistische Personen zur Nachahmung der Mimik in der Lage sind, im Gegensatz zu gesunden Menschen jedoch - die zu dem imitierten Gesichtsausruck passende Gefühlslage - wohl nicht emphatisch nachempfinden können. [14]

Dies verhält sich bei Menschen mit Echopraxie ähnlich. Hierbei werden die wahrgenommenen Handlungen unbewusst imitiert, d.h. ganz gleich wie rational oder irrational die beobachteten Aktionen für die ausführende Person sind, werden sie nachgeahmt, ohne dass der an Echopraxie leidende Mensch begründen kann, warum er es getan hat. *„Wenn wir Bewegungen lediglich beobachten, hemmen bestimmte Hirnregionen die Weiterleitung von Signalen vom prämotorischen Cortex zu den ausführenden Motoneuronen. Dieser Mechanismus fällt bei Menschen mit Echopraxie zum Teil aus. (…) Die Schwelle zwischen interner Simulation und tatsächlicher Motorik ist jedoch auch bei Gesunden oft erniedrigt – etwa beim Gähnen, das bekanntlich sehr schnell ansteckt."* [15]

3.2 Anwendungsbereiche

Nach ihrer Entdeckung fanden die Spiegelneurone auch Anwendung in z.B. der Medizin, der Psychotherapie oder der Pädagogik. So soll die innere Simulation, die durch das beobachten fremder Handlungen im motorischen Cortex des Gehirns ausgelöst wird, auch Schlaganfallpatienten dabei helfen, Bewegungsabläufe wieder koordinieren zu können. Bei diesen Personen ist aufgrund einer neuronalen Schädigung oftmals die Motorik stark beeinträchtigt oder bestimmte Körperteile sogar gelähmt, wodurch es einer langwierigen Therapie bedarf, diese Funktionsstörungen wieder einigermaßen zu beheben. Während im Rahmen einer solchen Rehabilitation bislang üblicherweise benachbarte Areale des zerstörten Zellgewebes trainiert wurden, um die Funktion der ausgefallenen Nervenzellen zu übernehmen, wurde durch die Erforschung der Spiegelneurone nun denkbar, dass es den Patienten helfen könne, die neu zu erlernenden Handlungsabläufe vorher zu beobachten, damit die Koordination der Bewegungen einfacher gelingt.

---

[14] vgl. Gaschler, 2006, S. 32 f
[15] vgl. Ayan/Keysers, 2006, S. 34

Auf der Grundlage dieser Theorie führte ein Team von Neurologen um Ferdinand Binkofski am Universitätsklinikum Lübeck Probanden, die aufgrund einer Hirnblutung motorisch beeinträchtigt waren, Videoaufnahmen von verschiedenen Bewegungsabläufen vor. *„Gleich darauf versuchte der Patient das Gesehene selbst aktiv zu imitieren, um die Repräsentation des Ablaufs im Gehirn zu festigen. Mit Erfolg: Die motorischen Fähigkeiten der Studienteilnehmer verbesserten sich im Verlauf des 40-tägigen Trainings deutlich schneller als in der Vergleichsgruppe, die keine Videotherapie erhielt."* Neben dieser motorischen Verbesserung wurde zudem beobachtet, dass die für die Ausführung zuständigen Areale im Gehirn verstärkt reagierten: *„Jene Hirnregionen, die Bewegungspläne schmieden, wurden offenbar gestärkt; die innere Simulation erleichtert es somit tatsächlich, Bewegungen auch selbst wieder auszuführen."*

Doch auch zwei der bereits erwähnten Grundvoraussetzungen zur Aktivierung der Spiegelneurone – die beobachtete Handlung wird von einem Lebewesen ausgeführt und ist im eigenen motorischen Repertoire vorhanden - wurden im Kontext von Schlaganfällen weiter untersucht. So reagierten die Spiegelnervenzellen bei Probanden zwar unabhängig davon, ob z.B. eine Mundbewegung wie dem Kauen von einem Menschen, Affen oder Hund vollzogen wurde, jedoch traten sie bei der Mundbewegung zu kommunikativen Zwecken nur beim Beobachten eines Menschen in Aktion. Das Bellen des Hundes wird vom humanen Resonanzprogramm nicht verstanden und kann dadurch auch keine innere Simulation vollziehen. Aus diesem Grund müssen Patienten zum Wiedererlernen von Bewegungen solche Handlungen vorgeführt bekommen, die sie auch bereits vor dem Schlaganfall beherrschten. [16]

Das Phänomen der emotionalen Resonanz, für die die Spiegelneurone mitverantwortlich sind, spielt auch in der Psychotherapie eine zentrale Rolle, da sie zum einen Behandlungsgegenstand, zum anderen aber auch Behandlungsmethode der Therapie darstellt. Häufig suchen Patienten psychotherapeutische Beratung, um die Schwierigkeiten im Umgang mit ihrer persönlichen Gefühlswelt besser kontrollieren zu können. *„So kann das Problem eines Patienten in einem „Zuwenig", in einem „Zuviel" oder in einer unausgewogenen Balance der emotionalen Spiegelungsfähigkeit liegen. Menschen mit einem Defizit an Einfühlung und intuitiver*

---

[16] vgl. Binkofski/Buccino, 2006, S. 42 f

Wahrnehmung fällt es nicht nur schwer, die Gefühle anderer zu spüren, sie haben auch Schwierigkeiten mit der eigenen Emotionalität." Aus diesem Grund bestehen die Anzeichen auf seelische Probleme bei solchen Patienten oftmals nur aus körperlichen und psychosomatischen Symptomen. Doch auch eine zu intensive emotionale Bindung, wie es z.b. in Liebesbeziehungen der Fall sein kann, deutet auf eine Störung der Spiegelungsfähigkeit hin, wobei der Betroffene hierbei dann Gefahr läuft, einen für ihn unerklärbaren emotionalen Schock zu erleiden, wenn die Beziehung nicht die gewünschte bzw. erhoffte Substanz hatte und zu Ende geht.

Andererseits ist auch für den Therapeuten eine ausgewogene und adäquate emotionale Resonanzfähigkeit von großer Bedeutung, da diese die Grundlage für die intuitive, empathische Analyse des Seelenzustands seiner Patienten bildet. *„Die vom Patienten im Therapeuten ausgelöste innere Resonanz lässt den Therapeuten spüren, was den Patienten bewegt und welche Wünsche, Ängste oder sonstigen Gefühle ihn beschäftigen. Zudem spürt der Therapeut – und auch hier dürften die Spiegelsysteme eine entscheidende Rolle spielen – ein Stück dessen, was der Patient selbst manchmal noch nicht fühlen kann, zum Beispiel weil Ängste, Verbote oder traumatische Erfahrungen dies unmöglich gemacht haben."* Der Therapeut soll also durch inneres spiegeln des vom Patienten zur Sprache gebrachten sowohl die eigenen Gefühle, als auch die der Patienten wahrnehmen. [17]

Da die Spiegelneurone verantwortlich für den Transfer von Beobachtungen in ausführende Handlungen sind, ergeben sich hieraus auch bedeutende Konsequenzen für die Lernvorgänge eines Menschen und somit gleichsam für die Pädagogik. Spiegelnervenzellen sind der Ausgangspunkt für das Prinzip „Lernen am Modell", nach der z.B. die Beobachtung einer Handlung oder der emotionale Umgang mit einer Situation die Fähigkeit fördert, die Handlung genauso auszuführen bzw. die Situation genauso zu bewältigen. So spielt auch hier die zwischenmenschliche Beziehung eine entscheidende Rolle, da die Spiegelneuronen nicht reagieren, wenn die Handlung von einem leblosen Instrument oder einem Roboter etc. ausgeführt wird. *„Daraus ist zu schließen, dass die persönliche Unterweisung, auch das Zeigen und Vormachen durch die lehrende Person, eine entscheidende Komponente der Lehrens und Lernens ist. Da Lehrer bzw.*

---

[17] vgl. Bauer, 2005, S. 53

Lehrerinnen nie ausschließlich als Stoffvermittler agieren können, sondern immer als ganze Person in Erscheinung treten, wird klar, dass effizientes Lehren und Lernen in der Schule nur im Rahmen einer gelungenen Gestaltung der Beziehung zwischen Lehrern und Schülern möglich ist." Weiterhin ist es für ein gesichertes Wissen unabdingbar, dass das Erlernte auch angewendet wird bzw. die Anwendung zumindest beobachtet werden kann. Aus neurobiologischer Sicht muss die Theorie mit praktischen, d.h. sicht- oder fühlbaren Handlungen verknüpft werden, um optimal im Gehirn abgespeichert zu werden. So können auch z.b. mathematische Formeln am besten vermittelt werden, wenn hierüber beim Lernenden ein Bezug zu seiner Wahrnehmungswelt und Lebenswirklichkeit hergestellt wird. [18]

4. Fazit

Die bisherigen Ausführungen haben gezeigt, dass das Thema „Spiegelneurone" ein sehr weites und komplexes Feld ist, dessen Erforschung noch lange nicht abgeschlossen ist. Die Dimension dieses Themengebietes konnte bislang noch gar nicht vollständig erfasst werden, so blieben viele Fragen zu den Zusammenhängen experimenteller Entdeckungen bislang noch offen. Die Interpretation der Ergebnisse fällt zum Teil schwer, da der Zustand der menschlichen Seele, bzw. seine Wahrnehmung und innere Verarbeitung etwas zutiefst subjektives ist, in das sich Aussenstehende selbst erst einfühlen müssen, um es zu begreifen. Dass sich hieraus jedoch ein ganz neues Forschungsfeld ergeben hat, zeigen z.B. die Gründungen von Forschungseinrichtung, wie etwa an der Universität Parma oder der Universität Groningen, die sich partiell mit der Untersuchung der Spiegelneurone auseinandersetzen.

Aber auch schon die bislang gewonnenen Erkenntnisse haben eine weitreichende Bedeutung für das zwischenmenschliche Miteinander. So scheint ein hauptverantwortlicher Faktor für das – bislang nicht erklärbare – Phänomen von Empathie und Mitgefühl gefunden worden zu sein, der Einzug in vorhandene Tätigkeitsbereiche wie der Medizin, Psychotherapie oder Pädagogik gehalten hat. Nun bleibt zu fordern, dass die Spiegelneurone hier nun auch regulär Anwendung finden werden und sich dadurch die Verhältnisse z.B. in der Therapeut-Patienten-Beziehung oder den Methoden im Bildungsbereich verbessern.

---

[18] vgl. Bauer, 2008, S. 122 f

Zudem kann man sich nun Erklärungen für viele Krankheiten oder pathogene Faktoren im psychosomatischen oder biologischen Sinne erhoffen. Aus gesundheitswissenschaftlicher Sicht ist hierbei die Entwicklung von Rehabilitationsprogrammen für Schlaganfallpatienten auf Grundlage der Spiegelneuronen mit Sicherheit der bislang interessanteste Aspekt. Es ist allerdings anzunehmen, dass man – auch aufgrund des noch relativ neuen Themengebietes – noch eher am Anfang der Forschung steht und noch viele neue Erkenntnisse hinzukommen werden.

Andererseits muss man auch die ethischen Aspekte der Erforschung von Spiegelnervenzellen im Blick behalten. Versuche an Tieren oder Experimente an Menschen, in denen diesen z.b. Schmerz zugefügt wird oder sie emotional belastet werden (wie es bei den geschilderten Untersuchungen über die Auswirkungen von sozialer Isolation mittels des Computerspiels oder die Experimente von Kaiser Friedrich II. geschah), sind immer kritisch zu betrachten und genauestens zu überprüfen.

> „Im Antlitz des anderen Menschen begegnet uns unser eigenes Menschsein"
>
> - Joachim Bauer - [19]

---

[19] Bauer, 2008, S. 115

LITERATURVERZEICHNIS

Ayan, Steve; Christian **Keysers** (2006): *Mit den Fingern denken.* In: Gehirn&Geist. Ausgabe 10/2006. Heidelberg: Verlag Spektrum der Wissenschaft, S. 34-36

Bauer, Joachim (2005): *Die Neurobiologie der Empathie : Warum wir andere Menschen verstehen können.* In: Psychologie Heute. Ausgabe 08/2005. Weinheim: Beltz Verlag, S. 50-53

Bauer, Joachim; Horst **Kächele** (2006): *Die Couch im Labor.* In: Psychologie Heute. Ausgabe 07/2006. Weinheim: Beltz Verlag, S. 36-39

Bauer, Joachim (2008): *Warum ich fühle, was du fühlst : Intuitive Kommunikation und das Geheimnis der Spiegelneurone.* 10. Auflage. München: Wilhelm Heyne Verlag

Binkofski, Ferdinand; Giovanni **Buccino** (2006): *Der Nachmacher-Effekt.* In: Gehirn&Geist. Ausgabe 10/2006. Heidelberg: Verlag Spektrum der Wissenschaft, S. 41-43

Gaschler, Katja (2006): *Die Entdeckung des Anderen.* In: Gehirn&Geist. Ausgabe 10/2006. Heidelberg: Verlag Spektrum der Wissenschaft, S. 26-33

Rizzolatti, Giacomo; Corrado **Sinigaglia** (2008): *Empathie und Spiegelneurone : Die biologische Basis des Mitgefühls.* 1. Auflage. Frankfurt a.M.: Suhrkamp Verlag

Wenkeler, Violetta (2008): *Spiegelneuronensystem-Aktivität im fMRT : eine Altersunabhängigkeitsuntersuchung.* Diplomarbeit. Konstanz

17